ALIMENTATION

DES NOUVEAU-NÉS

INSUFFISANCE DE L'ALLAITEMENT MATERNEL
ET MOYENS D'Y REMÉDIER

PAR

LE Dr SAINT-CLAIR MONRIBOT

MÉDECIN DE L'ÉTAT CIVIL

Prix : 1 franc.

PARIS

ADRIEN DELAHAYE, LIBRAIRE-ÉDITEUR

PLACE DE L'ÉCOLE-DE-MÉDECINE

1873

ALIMENTATION

DES NOUVEAU-NÉS

PARIS. — IMPRIMERIE DE E. MARTINET, RUE MIGNON, 2

ALIMENTATION

DES NOUVEAU-NÉS

INSUFFISANCE DE L'ALLAITEMENT MATERNEL
ET MOYENS D'Y REMÉDIER

PAR

LE Dr SAINT-CLAIR MONRIBOT

MÉDECIN DE L'ÉTAT CIVIL

PARIS

ADRIEN DELAHAYE, LIBRAIRE-ÉDITEUR
PLACE DE L'ÉCOLE-DE-MÉDECINE
1873

DE L'ALIMENTATION
DES NOUVEAU-NÉS

Je n'ai pour but, en écrivant ces lignes, ni de signaler un mal que tout le monde connaît, ni de faire la critique aisée de mesures fatalement impuissantes ; je veux seulement essayer de réagir contre une tendance exclusive qui menace de laisser s'éterniser une déplorable situation.

Tous ceux qui ont parlé ou écrit sur l'alimentation des nouveau-nés sont unanimes à déclarer l'allaitement maternel supérieur à tous les autres modes d'alimentation. L'accord le plus parfait existe encore pour conseiller la nourrice sur lieux dans les cas où, la mère ne pouvant allaiter, la position de fortune permet de prendre une nourrice dans la maison.

Ce que je prétends discuter, c'est le cas si fréquent d'une mère dans l'impossibilité d'allaiter elle-même et de se donner le luxe d'une nourrice sous sa surveillance.

Avant d'entrer dans la question, qu'on me permette quelques réflexions générales au sujet des mères qui confient leurs enfants à des étrangères.

Les philosophes, les statisticiens et les publicistes stigmatisent à l'envi les mères qui, méconnaissant le premier devoir de la maternité, remettent entre des mains mercenaires ces pauvres êtres sacrifiés. Les déclamations brillantes là-dessus ne manquent pas. Et depuis J.-J. Rousseau jusqu'à nos jours combien peu ont négligé ce beau sujet de féconde indignation. Il est certain que si la plaie sociale était telle qu'ils la décrivent je m'associerais de grand cœur à leurs chaleureuses plaidoiries; heureusement, pour l'honneur de la nature humaine, le mal qu'ils poursuivent est encore plus rare qu'ils ne le croient commun. Si, en effet, le nombre des mères qui n'allaitent pas est grand, examinons rapidement à quelles causes multiples se rattache ce fait.

1° Beaucoup de mères n'ont pas de lait, ou en ont trop peu pour nourrir d'une manière efficace.

2° D'autres, ayant du lait, ne peuvent allaiter à cause de la conformation des mamelles.

3° Les crevasses, les abcès des seins surviennent si fréquemment dès les premiers jours de l'accouchement, qu'un praticien seul peut se rendre compte du nombre d'enfants que ces accidents privent du lait maternel.

4° Je signalerai encore comme un empêchement assez commun cette série d'affections se rattachant spécialement à l'état puerpéral : métrite, péritonite, etc.

5° Les affections constitutionnelles (phthisie, scro-
fule, syphilis) ne sont-elles pas aussi une de ces causes
malheureusement communes qui réduisent à néant
toute tentative de dévouement maternel?

En résumé, ce tableau, quelque incomplet qu'il soit,
n'est-il pas une preuve incontestable de cette vérité :
que la grande majorité des mères qui n'allaitent pas
sont dans l'impossibilité matérielle de le faire, et que
bien peu méritent les cruels reproches dont on les
accable?

Outre les causes que je viens de signaler, il en existe
encore dans un autre ordre d'idées, et qui ne sont pas
moins impérieuses. La femme, qui dans le commerce
ou dans l'industrie a souvent son rôle marqué, peut-
elle toujours s'en affranchir sans laisser en souffrance
les intérêts de la famille? Il faudrait être complétement
étranger à la vie pratique pour ne pas reconnaître
l'importance de ces situations.

Encore une fois, voyons le mal là où il est, et ne
nous associons pas à ces étranges projets de demander
à nos législateurs une loi forçant la mère d'allaiter son
enfant. Ce serait un outrage inutile au sentiment
maternel. S'il existe quelques mères frivoles, aux sen-
timents dépravés, prêtes à sacrifier leurs enfants à des
habitudes de luxe et de coquetterie, ce sont là des
exceptions qu'il faut flétrir sans doute, mais comme on
flétrit tant d'autres actions indignes que la loi n'atteint pas.

Je ne crois pas devoir insister davantage sur l'impossibilité de faire exécuter la loi en question. Les causes

énumérées plus haut qui empêchent une mère d'allaiter, présenteraient d'insurmontables difficultés pour l'application de la loi, qui, dans beaucoup de cas, pourrait devenir un danger réel pour la mère et pour l'enfant.

Cela dit, abordons immédiatement le côté de la question qui doit nous occuper, et mettons-nous en face de ce problème :

Une mère ne peut allaiter son enfant.

Elle ne peut avoir une nourrice sur lieux.

Que doit-elle faire ?

Elle a le choix entre l'envoi de son enfant chez une nourrice à la campagne, et l'allaitement artificiel.

Examinons les résultats que donne l'allaitement mercenaire à la campagne.

Pour élever un enfant, il ne faut pas seulement du lait, il faut une infinité de soins, faute desquels il ne saurait vivre. Les parents qui se décident si légèrement à confier leur enfant à une nourrice qu'ils ne connaissent pas, presque toujours fort éloignée de Paris, songent-ils à s'informer des habitudes de cette nourrice, si son logement est proprement tenu, dans une contrée salubre, quel est l'âge de son nourrisson ?

Les recommandations se font sans doute, mais comme elles sont vite oubliées ! Quand, rentrée chez elle, la nourrice se trouve en face de deux petits êtres ayant des besoins égaux, sa sollicitude ne se portera-t-elle pas, d'autant plus exclusivement sur le sien, qu'on a eu l'air de lui dire : « Tu es pauvre, je t'achète pour mon enfant le lait de ton enfant ; si l'un des deux doit être privé, c'est le tien, je te paye pour cela. » Ah ! que cette révolte de l'instinct maternel est naturelle ! et quelle excuse n'a-t-elle pas dans sa misère, cette femme qui manque à ses promesses ! Je n'absous pas, j'explique. Pour preuve, du reste, comparez les deux enfants. Si une fois sur cent vous voyez l'étranger en meilleur état que son frère de lait, cherchez-en la cause dans la différence des constitutions.

Quelque bonne laitière que soit une femme, elle ne peut simultanément nourrir complétement deux nourrissons. D'après Natalis Guillot les enfants de quelques semaines prennent 1000 grammes de lait dans les 24 heures, et après deux mois il leur en faut de 1500 à 2000 grammes pour ce même laps de temps. En supposant, ce que je crois, ces chiffres un peu exagérés, il n'en reste pas moins évident qu'il n'est pas possible à une femme de fournir même un peu moins du double de cette quantité. Dans le cas donc où un nourrice allaite à la fois deux enfants, il faut s'attendre à en voir dépérir un. On doit peu compter sur les bouillies pour remédier à cet état de choses, *l'enfant a besoin de lait.*

Lorsque la nourrice a sevré son enfant, c'est-à-dire quand son lait a dix mois, le nourrisson étranger se trouve-t-il dans de meilleurs conditions? D'abord les femmes de la campagne ont l'habitude de ne sevrer complétement leurs enfants que beaucoup plus tard; mais, outre cette concurrence que trouve presque toujours le nourrisson de Paris, le lait devient vieux, et je ne crois pas trop m'avancer en disant que ce sont là de mauvaises conditions d'allaitement. La preuve en est dans la différence que l'on constate entre le premier et le deuxième nourrisson retirés de chez les nourrices, soit par l'assistance publique, soit par la Direction municipale des nourrices. Tout le personnel de ces administrations est édifié sur ce fait.

Donc, que la nourrice prenne le nourrisson étranger dès les premiers mois de son lait ou après le dixième mois, pour des motifs différents la situation est toujours mauvaise.

Resterait le cas assez rare où une femme ayant perdu son enfant d'une affection aiguë ou accidentellement dès les premiers mois, se présenterait comme nourrice.

Pour confirmer ces appréciations, je vais m'occuper maintenant de la mortalité des enfants envoyés de Paris à la campagne ; j'examinerai ensuite la mortalité des enfants dans les départements où s'exerce l'industrie nourricière.

Les chiffres que je vais donner, je les dois à l'obligeance de M. Dubourneuf, chef de la division des enfants assistés à l'Assistance publique, qui a bien voulu mettre à ma disposition les divers documents dont j'ai eu besoin. J'avais d'abord fait le relevé des chiffres donnés par les rapports annuels du directeur de l'Assistance publique au préfet de la Seine, de l'année 1855 jusqu'en 1870. Mais, outre la difficulté que j'éprouvais à introduire des tableaux dans un travail de ce genre, je ne pouvais produire ainsi que les résultats fournis par l'administration de l'Assistance, et il me fallait faire un travail à part pour les enfants envoyés à la campagne par l'intermédiaire de la direction municipale des nourrices, par les bureaux particuliers et enfin par les familles directement. L'ensemble des résultats eût été aussi plus difficile à saisir. J'ai heureusement trouvé dans une notice de M. Husson les renseignements les plus précieux.

Dans ces quelques pages qu'il a intitulées *Note sur la mortalité des enfants du premier âge nés dans la ville de Paris*, l'ancien directeur de l'Assistance publique résume avec un talent rare de concision et de netteté cette question de statistique.

M. Husson fait d'abord observer que « c'est sur les enfants d'un jour à un an que doivent porter les recherches ; car, la part afférente à la deuxième année étant le tiers à peine de la mortalité totale, en faisant figurer dans un relevé destiné à faire connaître la mortalité des nourrissons, des enfants âgés de plus d'un an, ce serait introduire un élément trop favorable, et fausser par là le résultat cherché. »

Il se résume ensuite ainsi :

« La mortalité des enfants mis en nourrice par l'intermédiaire de l'Assistance publique est de 36,28 pour 100.

» Celle des enfants mis en nourrice par l'intermédiaire de la Direction municipale des nourrices est de 29,81 pour 100.

» Quant à la mortalité des nouveau-nés placés par l'intermédiaire des bureaux particuliers ou envoyés directement en nourrice par les familles, elle ne saurait être évaluée d'une manière sérieuse, puisque les données du calcul font presque absolument défaut ; mais, d'après les faits observés dans la plupart des départements voués à l'industrie nourricière, il est à présumer que la mortalité qui s'y rattache dépasse de beaucoup celle qui s'applique aux autres catégories des jeunes enfants. »

Voilà le langage d'un homme dont l'autorité ne saurait être contestée. Si d'autre part on réfléchit aux précautions de toute nature prises par les deux administrations pour sauvegarder les chétives existences qui leur sont confiées, il sera impossible de ne pas reconnaître que là où cette sollicitude ne se manifeste pas la mortalité doit s'accentuer d'une bien autre façon.

S'il n'est pas possible de se rendre compte de la mortalité qui incombe séparément aux bureaux particuliers et aux placements directs, je crois pouvoir donner le chiffre qui appartient réellement à ces deux modes de placement. Voici comment j'opère :

Nous connaissons la moyenne de la mortalité fournie par l'Assistance publique et par la Direction municipale des nourrices ; nous connaissons encore la moyenne de la mortalité des enfants qui restent à Paris après leur naissance, qui est de 24,36 pour 100. La moyenne de ces trois catégories est de 30 pour 100. Or, dans l'enquête de 1867 dirigée par le gouvernement, on est arrivé à savoir que la mortalité générale des nourrissons de Paris était de 51,68 pour 100 ; donc les bureaux particuliers et les placements directs, portant la moyenne de la mortalité de 30 à 51 pour 100, devraient fournir une moyenne de plus de 72 pour 100, puisque les trois catégories donnant 30 pour 100 fournissent plus d'enfants que les deux dernières.

Ce raisonnement est confirmé par les statistiques des hommes les plus compétents, entre autres par M. Gonot.

Passons maintenant à la mortalité des nouveau-nés dans les départements. Là aussi nous allons voir la malheureuse influence qu'exerce sur les enfants de la campagne l'envoi des nourrissons de Paris.

Voici les départements classés d'après la progression croissante de la mortalité :

1.	Creuse	10,87 p. 100
2.	Basses-Pyrénées	12,24
3.	Indre	12,50
4.	Ariége	12,99
5.	Manche	12,99
6.	Haute-Vienne	13,14
7.	Hautes-Pyrénées	13,27
8.	Deux-Sèvres	13,37
9.	Vendée	13,51
10.	Loire-Inférieure	13,68
11.	Rhône	13,96
12.	Haute-Garonne	14,05
13.	Allier	14,24
14.	Landes	14,40
15.	Vienne	14,52
16.	Gers	14,52
17.	Morbihan	14,60
18.	Ardennes	14,76
19.	Pyrénées-Orientales	14,76
20.	Cher	14,77
21.	Bouches-du-Rhône	14,79
22.	Charente	14,83
23.	Aude	14,86

24. Maine-et-Loire. . . . . 14,91 p. 100
25. Indre-et-Loire. 14,98
26. Dordogne. 15,49
27. Tarn. 15,50
28. Pas-de-Calais. 15,65
29. Mayenne. 15,66
30. Finistère. 15,77
31. Seine 16,13
32. Jura. 16,14
33. Haute-Saône 16,16
34. Corrèze. 16,24
35. Moselle. 16,24
36. Gironde 16,55
37. Doubs. 16,57
38. Lozère 16,65
39. Nièvre 16,67
40. Lot. 16,69
41. Aveyron 16,72
42. Hérault. 16,76
43. Haute-Savoie 16,78
44. Côtes-du-Nord. 16,80
45. Puy-de-Dôme. 17,10
46. Calvados. 17,16
47. Ain. 17,27
48. Vosges 17,33
49. Charente-Inférieure. 17,42
50. Var. 17,47
51. Meurthe. 17,47
52. Nord. 17,69
53. Lot-et-Garonne 17,78
54. Cantal. 17,80
55. Corse 18,08
56. Alpes-Maritimes. 18,10
57. Ille-et-Vilaine. 18,16
58. Meuse. 18,31
59. Saône-et-Loire. 18,40
60. Haute-Loire 18,60
61. Tarn-et-Garonne 18,63
62. Orne. 18,64
63. Loire 18,93
64. Drôme 19,78
65. Haute-Marne 19,81

66. Isère	20,15	p. 100
67. Savoie	20,37	
68. Sarthe	20,44	
69. Haut-Rhin	20,75	
70. Côte-d'Or	20,91	
71. Vaucluse	21,93	
72. Aisne	21,96	
73. Loir-et-Cher	21,97	
74. Bas-Rhin	22,11	
75. Gard	22,21	
76. Somme	22,72	
77. Basses-Alpes	22,78	
78. Loiret	23,06	
79. Seine-et-Oise	23,07	
80. Hautes-Alpes	23,15	
81. Oise	24,18	
82. Marne	24,46	
83. Ardèche	24,69	
84. Seine-et-Marne	24,75	
85. Eure	25,60	
86. Aube	25,68	
87. Yonne	26,12	
88. Seine-Inférieure	26,27	
89. Eure-et-Loir	29,87	

Le département d'Eure-et-Loir, qui tient la tête dans cette funèbre nomenclature, reçoit à lui seul un huitième des nourrissons placés par les bureaux particuliers. Il en reçoit une moyenne de 1200 par an. Ni l'Assistance publique ni la Direction municipale n'envoient dans le département si cruellement éprouvé.

La Seine-Inférieure doit le mauvais rang qu'elle occupe dans le tableau à des causes multiples. Les familles parisiennes placent directement un grand nombre d'enfants dans ce département. A ces placements, il faut ajouter ceux d'une ville de 100 000 habitants, ville manufacturière où un grand nombre de femmes occupées dans les fabriques allaitent rarement leurs enfants, ou, quand elles allaitent, elles s'en acquittent mal, parce qu'elles reprennent, tout en nourrissant, leurs travaux ordinaires.

Mais ce qui doit être surtout fatal aux nourrissons, c'est la déplorable habitude qu'ont presque toutes les nourrices normandes de ne nourrir les enfants que la nuit, ne leur donnant le sein dans la journée que lorsqu'elles rentrent des champs pour leurs repas.

C'est à ce point, qu'un ancien inspecteur des enfants assistés m'a raconté qu'ayant été envoyé en mission pour installer une circonscription dans cette contrée, il y avait renoncé à cause de cette habitude invétérée des nourrices, contre laquelle on ne peut rien.

L'Yonne reçoit des nourrissons de l'Assistance publique, de la Direction générale des nourrices et des bureaux particuliers.

Le département de l'Aube doit son mauvais rang exclusivement aux bureaux particuliers.

L'Eure se trouve dans les mêmes conditions que l'Aube quant aux placements par les bureaux particuliers.

Dans les départements de la Marne et de l'Oise c'est encore à l'industrie nourricière qu'il faut attribuer l'énorme mortalité qui y règne.

Le département de Seine-et-Oise est surtout envahi par les placements directs. Les bureaux particuliers n'y envoient guère plus de 200 nourrissons par an.

Dans le Loiret c'est aux bureaux particuliers seuls qu'incombe la responsabilité de sa fâcheuse situation dans le tableau de mortalité. Les bureaux y font de 1300 à 1400 placements par année.

La Somme reçoit les nourrissons de l'Assistance publique et des bureaux particuliers.

De même pour Loir-et-Cher.

Dans l'Aisne la Direction municipale des nourrices et les bureaux particuliers envoient leurs nourrissons en nombre à peu près égal.

La Côte-d'Or approvisionne surtout l'Assistance publique.

Sans pousser plus loin ces investigations, il est facile de se convaincre, d'après cet aperçu, que la mortalité dans les campagnes augmente en raison du nombre des nourrissons qu'on y envoie. Il est, en effet, tout à fait logique d'admettre que ce n'est qu'au détriment de son propre enfant que la nourrice peut efficacement nourrir et soigner celui qu'on lui a confié. Les faits, du reste, parlent assez haut.

Comme corollaire à cette vérité, je crois pouvoir ajouter que la mortalité frappe d'autant plus les enfants des campagnes que les nourrices sont plus surveillées. Je m'explique : l'Assistance publique et la Direction municipale des nourrices ont leurs inspecteurs et leurs médecins; la nourrice sait que si le protégé de ces administrations n'est pas en bon état on le lui retirera, et par cette crainte c'est sur lui que porteront surtout ses soins. On m'objectera qu'elle peut en même temps s'occuper de son enfant, et que je fais là des hypothèses gratuites. Interrogeons encore les faits, et voici ce qu'ils nous répondent : les départements les plus rapprochés de Paris sont incontestablement ceux où s'exerce plus facilement la surveillance sur les nourrices ; ce sont ceux dont les enfants indigènes fournissent la plus forte mortalité. La Marne, Seine-et-Marne, l'Oise, Seine-et-Oise, sont dans cette catégorie. Le dernier de ces départements reçoit un grand nombre de placements directs. A cause de la proximité et des facilités de transport les parents font à la nourrice de fréquentes visites. Résultat : mortalité faible sur les nourrissons de Paris, énorme sur les indigènes.

Voici ce que dit M. le docteur Monot dans son remarquable rapport du 15 mai 1873.

« Dans l'enquête à laquelle je me suis livré dans le Morvan, j'avais divisé tous les nourrissons en trois catégories. Dans la première étaient placés les enfants envoyés directement par les familles ou les bureaux particuliers, et je trouvai que la mortalité était de 70 pour 100 ; dans la deuxième, les enfants assistés du département de la Seine, dont la mortalité était de 25,28 pour 100 ; dans la troisième, les enfants appartenant à la Société protectrice de l'enfance, dont la mortalité était de 12 pour 100 ; et j'attribuai la différence énorme de mortalité de chacune de ces catégories à la façon différente dont ces enfants étaient nourris, à la surveillance plus ou moins assidue dont ils étaient l'objet.

» Parmi les enfants nés dans le pays il y avait aussi une différence importante à établir : 1° enfants allaités par leur mère ; 2° enfants sevrés prématurément après avoir fait successivement plusieurs fois le voyage de Paris. On aurait trouvé que chez les premiers la mortalité est de 16 pour 100, et que chez les seconds elle est de 64 pour 100; qu'en somme la moyenne de la mortalité de tous les enfants nés dans le pays est de 43 pour 100. »

Voilà donc un médecin, statisticien distingué et consciencieux, qui nous dit avoir trouvé une mortalité de 64 pour 100 dans cette catégorie d'enfants dont les mères viennent à Paris chercher des nourrissons.

Je crois avoir suffisamment mis en lumière l'influence malheureuse des nourrissons de Paris sur les enfants des campagnes où on les envoie; mais, comme dernière preuve, nous n'avons qu'à jeter un coup d'œil sur notre tableau de mortalité. Les départements qui fournissent le moins de décès sont ceux où ne s'exerce pas encore l'industrie nourricière.

Avant d'en finir avec ce côté de la question, notons, avec le docteur Gonot, que l'envoi des enfants de Paris à la campagne coûte à celle-ci 26 pour 100 de ses nouveau-nés, puisqu'ils meurent dans la proportion de 43 au lieu de 17 pour 100.

Ayant examiné le *modus faciendi* actuel au point de vue des nouveau-nés de Paris et de ceux de la campagne, je vais à présent m'occuper des nourrices.

Il y a la nourrice sur lieu et la nourrice à la campagne. La première est souvent une fille-mère. Dans ce cas, c'est rarement après avoir allaité son enfant le temps voulu, c'est-à-dire pendant dix ou douze mois, qu'elle se met en service; le plus souvent elle est embauchée dès les premiers jours, car son lait est d'autant plus recherché qu'il est plus jeune. Elle confie donc son enfant à quelque étrangère, si elle ne l'abandonne pas, et va se placer le plus avantageusement possible. Installée dans une maison nécessairement aisée, elle vit pendant 15 ou 20 mois dans le confortable et souvent dans le luxe; ses désirs, voire même ses caprices, sont des ordres pour tout son entourage, car on craindrait que la moindre contrariété nuisît à la sécrétion laiteuse. En sorte que, sa tâche remplie, et cette agréable position perdue, elle a hâte de se retrouver dans l'état peu intéressant qui doit la lui faire recouvrer, ou du moins une analogue.

Je n'insiste pas sur le côté moral d'un tel encouragement à la reproduction.

Quant aux nourrices sur lieux qui sont mariées et qui quittent leur ménage pour se placer, je n'ai pas besoin de faire ressortir les graves inconvénients qui doivent en résulter.

La nourrice à la campagne, celle qui vient chercher les nourrissons à Paris, vient de sevrer son enfant. Les règlements de l'Assistance publique et de la Direction municipale des nourrices exigent d'elles un certificat constatant qu'elles ont allaité leur enfant au moins huit mois. Elles allaitent un premier nourrisson étranger pendant dix mois, après quoi elles en prennent un dernier pour le même laps de temps; total, 28 mois d'allaitement. Je n'ai pas pour le moment à m'occuper de ce dernier nourrisson, j'ai déjà dit plus haut dans quel état déplorable était toujours rendu le troisième élève; mais pour la nourrice elle-même, cette lactation à outrance ne peut que lui être funeste. Le fonctionnement

normal et naturel des organes étant la santé, on ne peut
certainement pas prolonger ainsi impunément une sécrétion aussi importante, d'autant plus que les malheu-
reuses joignent presque toujours à cela un dur labeur
et une nourriture peu réparatrice. Si l'on réfléchit que
grand nombre de femmes font ce métier-là non pas une
fois, mais à chacune de leurs grossesses, c'est-à-dire
trois, quatre fois, et souvent plus, on n'est plus étonné
de leur apparence de vieillesse anticipée ; et il n'est pas
rare de les voir mourir d'épuisement et de consomption.
A ceux qui verraient là une exagération, je dirais d'al-
ler voir comme spécimens celles qui viennent tous les
jours au dépôt des enfants assistés ou à la Direction municipale des nourrices.

On voit donc que ce commerce n'est guère plus avan-
tageux aux nourrices qu'aux nourrissons.

Je signalerai encore les regrets et récriminations
que souvent fait naître ce mode d'alimentation. Je
veux parler de la transmission possible d'une maladie
de la nourrice au nourrisson, ou réciproquement. Ces
cas, dont on a peut-être exagéré la fréquence, présentent
néanmoins un caractère de gravité suffisant pour en
tenir compte et en charger encore le lourd dossier de
l'allaitement mercenaire. Sans discuter les opinions
extrêmes qui se sont produites au sujet de la contagion
possible de nourrice à nourrisson ou de nourrisson à
nourrice, il me sera permis de dire qu'il y a un peu de
témérité à vouloir nier absolument toute possibilité de
transmission morbide par l'allaitement, et surtout à conseiller à une nourrice saine de donner le sein à un en-

fant atteint de maladie contagieuse. On a même con-
seillé de chercher pour un enfant infecté une nourrice
qui le fût également. J'avoue que j'aurais peu de goût
pour ces excentriques combinaisons. Et il faut que ceux
qui les ont conçues et proposées aient contre l'allaitement artificiel une aversion bien motivée et appuyée
d'une expérimentation bien malheureuse pour lui pré-
férer de si étranges moyens.

Je ne crois pas avoir fait une critique complète de
l'allaitement de la nourrice à la campagne, tant s'en
faut; mais je crois en avoir dit assez pour démontrer
ce fait, que tout ce qu'on peut faire de mieux dans
cette voie est d'avance entaché d'impuissance. *Vous ne
faites rien contre la mortalité, vous la déplacez.* Et je
me demande jusqu'à quel point vous en avez le droit.

Est-il d'une saine morale de faire du bien à certains
individus au détriment de certains autres? Je ne le
pense pas.

Si l'enfant privé du lait de femme était voué à une
mort à peu près certaine, oh! alors vous auriez raison
de proscrire le biberon. Mais il n'en est heureusement
pas ainsi, et nous allons voir ce qu'on peut attendre de
l'allaitement artificiel.

DE L'ALLAITEMENT ARTIFICIEL

Le discrédit dans lequel est tombé ce mode d'alimentation est dû à deux causes principales.

La première tient à la manière dont il est généralement pratiqué, la seconde tient aux conditions dans lesquelles on y a recours.

Les personnes chargées de nourrir un enfant au biberon devraient être au courant d'une infinité de petits détails qu'elles ignorent presque toujours, détails d'une importance capitale, puisque le succès en dépend. En donnant plus loin les principales indications à suivre, on verra combien sont défectueux les usages mis en pratique.

Quant aux circonstances dans lesquelles on s'adresse à l'allaitement artificiel, c'est invariablement dans un des cas désespérés que je vais signaler.

Il arrive fréquemment qu'une mère, après avoir vainement tenté d'allaiter son enfant, est obligée d'y renoncer faute de lait ou pour raison de santé ; tantôt c'est une nourrice de la campagne qui, redevenue enceinte ou pour tout autre motif, rend son nourrisson avant la fin de l'allaitement ; tantôt les parents mécontents d'une nourrice lui retirent leur enfant dès les premiers mois. Ou bien encore, et ce cas n'est pas rare, le nouveau-né, atteint d'une affection contagieuse, ne peut être confié à une nourrice. Tels sont presque toujours les cas dans lesquels on a recours au biberon : ce n'est qu'un pis-aller sur lequel on se rejette faute de mieux. On conviendra que ce sont là de déplorables conditions, et peut-on raisonnablement ici mettre les insuccès sur le compte de ce mode d'alimentation ?

L'allaitement artificiel a-t-il été dirigé et expérimenté quelque part scientifiquement ? Je ne le crois pas. Sans avoir la prétention de fixer d'une manière irrévocable les règles de l'allaitement artificiel, je crois devoir faire connaître la méthode qui m'a donné des résultats assez heureux pour me faire rejeter tout autre mode d'alimentation quand la mère ne peut allaiter elle-même.

Du lait. — Les différents laits d'animaux qui par leur composition chimique se rapprochent le plus du lait de femme sont le lait de chèvre, le lait de vache et le lait d'ânesse. C'est surtout au lait de vache, plus facile à se procurer, que l'on a généralement recours.

Ce lait étant plus riche en beurre, en caséum et en sels, et contenant moins d'eau et moins de sucre que le lait de femme, il est nécessaire de l'accommoder de façon à ce qu'il se rapproche le plus possible de ce dernier. Pour cela, il convient d'ajouter à ce lait une quantité d'eau légèrement sucrée dans une proportion qui va en décroissant à mesure que l'enfant grandit.

Le lait de chèvre, plus sucré que le lait de vache, doit s'employer avec une faible addition d'eau.

Le lait d'ânesse, dont on a un peu exagéré la vertu, donne de bons résultats lorsqu'on a soin de le couper avec du lait de vache. Ce dernier lui donne les éléments qu'il contient en trop faible quantité (beurre et caséum).

Sans préconiser d'une façon exclusive l'un des trois laits dont nous venons de parler, j'indiquerai comme une méthode donnant de bons résultats l'emploi du lait de chèvre dans les trois premières semaines, ensuite le lait de vache coupé d'abord par moitié.

Le lait doit être tenu au frais et au repos, et chauffé au bain-marie, au moment de s'en servir, à environ 36 ou 37 degrés.

Il faut autant que possible éviter de le faire bouillir; aussi importe-t-il d'avoir du lait récemment trait.

Du biberon. — Le biberon doit être préféré à la cuillère et au verre, et le lecteur en comprendra facilement la raison : les mouvements que fait la mâchoire de l'enfant pour sucer le biberon excitent les glandes salivaires, dont la sécrétion est nécessaire à la digestion ; ce qui n'a pas lieu avec le verre ou la cuiller.

Presque tous les biberons que l'on fabrique aujourd'hui sont bons; cependant je donne la préférence au biberon de cristal avec bout en ivoire ramolli. Il doit être tenu dans un état constant de propreté. Il doit être lavé à l'eau chaude après chaque tetée. Le lait que l'enfant aurait laissé doit être inexorablement jeté. C'est pourquoi il convient autant que possible de ne mettre dans le biberon que la quantité de lait présumée nécessaire pour chaque tetée.

Les tetées des premiers jours doivent être d'environ 40 grammes. A mesure que l'allaitement avance et que les repas n'ont plus lieu que d'heure en heure, on peut arriver à 80 ou 100 grammes par tetée, et plus lorsque les repas sont devenus moins nombreux.

Du pesage. — Pour se rendre un compte exact des progrès du nourrisson, le plus sûr moyen est le pesage. Tout le monde sait que dans les deux premiers jours les nouveau-nés perdent de 80 à 120 grammes de leur poids. A partir du troisième jour ils commencent à regagner, et ils doivent avoir repris leur poids primitif vers le sixième jour.

Dès la deuxième semaine, un enfant bien allaité doit augmenter de 25 à 30 grammes par jour. Cet accroissement va d'ailleurs en diminuant dès le quatrième ou cinquième mois ; et vers la fin de l'allaitement on ne doit plus constater qu'une augmentation quotidienne de 10 à 15 grammes.

Il est inutile, je crois, de faire ressortir davantage les services que l'emploi de la balance peut rendre au médecin en l'aidant dans son diagnostic. Une déperdition ou une trop faible augmentation de poids étant un indice irrécusable d'un dérangement dans la santé de l'enfant, l'attention du médecin sera appelée sur la modification à introduire dans l'alimentation. Il est vraiment regrettable que l'emploi de la balance ne soit pas plus général, même dans le cas d'allaitement maternel. On préviendrait ainsi bien des accidents gastro-intestinaux qu'il est plus tard difficile de guérir.

CONCLUSIONS

Le nombre des mères qui sont dans l'impossibilité absolue de nourrir leur enfant est infiniment plus grand que le nombre des femmes qui peuvent en nourrir deux : de là l'impossibilité d'établir une compensation, et la nécessité de recourir à un autre moyen.

Le placement des nouveau-nés de Paris chez les nourrices de la campagne donne les résultats suivants :

Moyenne de la mortalité des :

Nourrissons de l'Assistance publique................ 36 p. 100
    —   de la Direction municipale.............. 29
    —   des bureaux particuliers et des placements directs.................................... 72
Moyenne de la mortalité pour tous les nouveau-nés de Paris.................................... 51

Comme résultat de ces placements, il ne faut pas

oublier la mortalité qui frappe les enfants de province dans les contrées où ont lieu ces placements :

Ci . . . .   43 p. 100
Au lieu de. . . . .   15 p. 100

que devrait être seulement cette mortalité. Ajoutons à cela l'immoralité d'un fait qui peut se résumer ainsi : acheter à une mère le lait *nécessaire* à son enfant.

Voilà les résultats que donne l'allaitement par la nourrice à la campagne.

En face d'une situation si navrante, nous n'hésitons pas à affirmer que le mode d'alimentation par nous préconisé doit avantageusement remplacer les moyens employés jusqu'ici, et nous osons espérer que dans cette tâche difficile, puisqu'il s'agit d'une innovation, l'appui de tous ceux qu'intéresse l'avenir du pays ne nous fera pas défaut.

PARIS. — IMPRIMERIE DE E. MARTINET, RUE MIGNON, 2